Zwarte knoflook

H.G. Zanders

Inhoudsopgave

Inhaltsverzeichnis

Het boek:

Sommige voedingsmiddelen hebben alle geluk van de wereld! Niet alleen neemt de smaak van zwarte knoflook je smaakpapillen mee op een onvergetelijke reis, maar het biedt ook een breed scala aan positieve effecten op je lichaam.

De mysterieuze geschiedenis en voordelen van "zwarte knoflook" hebben veel onduidelijkheden om zich heen, en H.G. Zangers wil dat allemaal ophelderen in zijn boek. Zwarte knoflook, die zeer gewaardeerd wordt in het hedendaagse Japan, Thailand en Korea, is een relatieve nieuwkomer op de mainstream markt in de Verenigde Staten (sinds ongeveer 2008). Het wordt tegenwoordig steeds bekender om zowel de unieke smaak die het geeft als de heilzame effecten die het heeft op de gezondheid.

Het feit dat zwarte knoflook bijna twee keer zoveel antioxidanten en voedingsstoffen bevat als rauwe knoflook, betekent dat het problemen met de bloedsomloop, hartaandoeningen, ontstekingen, een door ouderdom beschadigde huid, een hoog cholesterolgehalte, diabetes, een verminderd immuunsysteem, kanker, leverschade, de ziekte van Alzheimer en andere chronische aandoeningen kan behandelen. De voordelen van dit zwarte goud zouden niet langer verborgen moeten blijven, toch? Laten we dit voedingsrijke voedsel eens verkennen!

De auteur:

H.G. Zanders

Gepassioneerd lezer en veelzijdig geïnteresseerd auteur. Woont met zijn met zijn tweede vrouw in Thailand

H.G. Zanders

Zwarte knoflook

Gezondheidsbooster voor je lichaam

van

H.G. Zanders

Impressum

1. Edition, 2023

© 2023 All rights reserved.

No. 4/2 , Moo. 7

A. Mueang , Ban Khok

67000 Phetchabun

© Copyright 2022 door H.G. Zanders - Alle rechten voorbehouden.

steun van de eigenaar van het handelsmerk. De handelsmerken en labels die in dit boek genoemd worden behoren toe aan hun respectievelijke eigenaars, en dit materiaal is op geen enkele manier verbonden met hen.

Inleiding

Er zijn veel wonderen in de wereld die gevierd
moeten worden en voor mij is knoflook het meest
verdienstelijke.
-Leo Buscaglia

Het gebruik van zwarte knoflook gaat honderden
jaren terug. Het werd voor het eerst op de markt
gebracht als een gezondheidsproduct en veel
mensen beschouwen het nog steeds als een voe-
dingssupplement voor een betere gezondheid. Elk
jaar eten mensen in de Verenigde Staten meer dan
250 miljoen pond knoflook. Daarnaast is knoflook erg
geliefd in het Midden-Oosten en het Middellandse
Zeegebied, maar ook in China en India. In Thailand
gelooft de lokale bevolking sterk dat het gebruik van
zwarte knoflook hen langer doet leven. Sinds 2008
heeft het langzaam zijn weg gevonden naar de
mainstream in de Verenigde Staten. Vanwege de
complexe smaak die zoete en hartige smaken com-
bineert, is het zeer gewild bij gerenommeerde chef-
koks[1].

De cultuur van Korea, die het meest bekend is om zijn kimchi, heeft de techniek van fermenteren verfijnd door de smaken van gewone voedingsmiddelen langzaam naar een heel nieuw niveau te tillen. Het mag geen verrassing heten dat Korea het land was waar zwarte knoflook voor het eerst opdook. Na minstens een maand te zijn gerijpt, heeft het een gekarameliseerde zoetheid, een hartige rijkdom en een tonggevoel dat vergelijkbaar is met het eten van een dadel. Het is zowel zoet als zacht, waardoor het moeilijk te beseffen is dat je echt knoflook aan het eten bent. Deze gefermenteerde teentjes hebben een zachte textuur en ze zijn eenvoudig op zichzelf te eten en laten geen sterke nasmaak achter in de mond. De laatste paar jaar zien we dat het steeds vaker opduikt, en nu staat het weer bovenaan veel seizoensgebonden, must-have ingrediëntenlijsten bij de allerbeste restaurants en nu zelfs bij pizzeria's.

Het fermentatieproces van zwarte knoflook is eenvoudig en natuurlijk en er worden geen conserveringsmiddelen gebruikt. Het eindproduct is zelfs voedzamer dan conventionele knoflook die niet gefermenteerd is. Er wordt gezegd dat zwarte knoflook twee keer zoveel antioxidanten en vitamine C heeft als gewone knoflook, dus er is echt geen reden om het niet lekker te vinden.

Knoflook, in al zijn vormen, is een effectief natuurlijk medicijn. Hoewel zwarte knoflook misschien wat meer allure heeft als smaakversterker in voedsel, moet je niet vergeten dat het ook rauw kan worden gegeten. Het is een krachtig antibioticum en een antiviraal middel, en het kan worden gebruikt om te helpen bij de behandeling van een breed scala aan ziekten. Daarnaast bevat het bestanddelen die helpen om kanker te bestrijden. Het feit dat zwarte knoflook zoveel positieve effecten heeft op de gezondheid - waaronder het verlagen van het cholesterolgehalte, het verbeteren van het immuunsysteem, het verminderen van het optreden van chronische ziekten en een heleboel andere voordelen - heeft bijgedragen aan de razendsnelle opkomst van knoflook. Daarnaast is het een geweldige bron van antioxidanten en vitamines, die beide essentieel zijn voor het behoud van de gezondheid van het lichaam[2].

Hoofdstuk 1.

Wat is zwarte knoflook

Zwarte knoflook is gerijpte verse knoflook met een zachte textuur en een rijke, zoete smaak. Het kan worden gebruikt om de smaak van een breed scala aan hartige gerechten (en zelfs sommige zoete!) te verbeteren. Zwarte knoflook heeft ook een donkerdere kleur dan gewone verse knoflook. Bollen zwarte knoflook kunnen gehakt, geplet of gepureerd worden met relatief gemak, waardoor ze een uitstekende toevoeging zijn aan sauzen, stoofschotels, pasta en gebakken groenten.

Voedingsprofiel

De volgende voedingsstoffen zitten in 15 gram gepelde zwarte knoflook[3]:

* - Calorieën: 40
* - Eiwit: 2 gram
* - Vet: 0 gram
* - Koolhydraten: 8 gram

- •   - Vezels: 3 gram
- •   - Suiker: 4 gram

Daarnaast heeft zwarte knoflook detecteerbare hoeveelheden van het volgende:

- •   - Vitamine C
- •   - B-vitaminen (B1, B2, B3, B6)
- •   - foliumzuur
- •   - calcium
- •   - mangaan
- •   - Magnesium
- •   - Fosfor
- •   - Zink
- •   - Ijzer

Zwarte knoflook heeft een lagere concentratie van de chemische stof allicine, die verantwoordelijk is voor veel van de positieve gezondheidseffecten die geassocieerd worden met gewone knoflook. Het heeft echter wel een hoge concentratie fytonutriënten, aminozuren en antioxidanten. De concentraties veranderen echter als gevolg van het verouderingsproces.

Het antioxidantengehalte van zwarte knoflook is hoger dan dat van gewone knoflook. Daarnaast heeft het een grotere hoeveelheid van een stof die bekend staat als S-Allylcysteïne (SAC). Dankzij SAC wordt allicine gemakkelijker door het lichaam opgenomen. Omdat het meer allicine bevat dan gewone knoflook, kan zwarte knoflook efficiënter zijn in het helpen van je lichaam bij het verkrijgen van de gezondheids- voordelen die geassocieerd worden met deze stof.

Als je zwarte knoflook in grote hoeveelheden wilt, is het mogelijk om thuis zwarte knoflook te maken door hele bollen in een slowcooker of rijstkoker te doen en deze op een lage temperatuur te zetten; het duurt echter drie tot zes weken voordat de knoflook zijn volledige rijpheid heeft bereikt.

Waar te bewaren

Zwarte knoflookbollen die niet gepeld zijn, kunnen op kamertemperatuur bewaard worden in hun verpak- king zolang ze niet geopend zijn. Als de verpakking eenmaal geopend is, moet deze in de koelkast bewaard worden tot de houdbaarheidsdatum of de uiterste gebruiksdatum, afhankelijk van wat het eerst komt. Als zwarte knoflook op de juiste manier in de

koelkast wordt bewaard, is het tot een maand houd-
baar.

Gepelde bollen zwarte knoflook, heel of fijngehakt, en
puree moeten in de koelkast bewaard worden in
luchtdichte verpakkingen of glazen potten.

Hoe kun je zwarte knoflook in je gerechten ver-werken

Zwarte knoflook kan, net als zijn verse tegenhanger,
rauw of gekookt worden gegeten. Als je volle bollen
zwarte knoflook hebt, moet je de teentjes pellen
voordat je ze kunt gebruiken. Het pellen van zwarte
knoflookteentjes kost echter veel minder tijd dan het
pellen van verse knoflookteentjes. Het zou niet moeilijk moeten zijn om de teentjes van hun velletjes te
scheiden. Na het pellen kan zwarte knoflook in
stukken worden gesneden, fijngehakt of gepureerd
worden voordat je het gebruikt in een gerecht waar
verse knoflook wordt gevraagd.

Houd er wel rekening mee dat zwarte knoflook niet
de scherpe smaak van verse knoflook heeft, wat
betekent dat de smaak gemakkelijk kan worden
overstemd door andere componenten. Het is mogelijk
dat je meer zwarte knoflook moet gebruiken dan

verse knoflook of dat je het moet gebruiken in gerechten met basissmaken om de unieke smaak van zwarte knoflook te laten doorschijnen. Hieronder volgt een lijst met enkele toepassingen van zwarte knoflook:

- - Meng het met specerijen (zoals mayonaise!) en geef smaak aan aardappelsalade of hambur gers.
- - Verwerk het in gerechten zoals salsa's, spa ghettisauzen, soepen en stoofschotels door het erdoor te roeren.
- - Strooi het op pizza's en flatbreads om ze wat smaak te geven.
- - Het kan ook met succes worden gebruikt in onconventionele zoetigheden, zoals ijs en brownies.

Misschien vind je de smaak van zwarte knoflook lekkerder dan die van rauwe knoflook.

Hoofdstuk 2.

De mysterieuze geschiedenis van zwarte knoflook

Rond het jaar 2008 stond de zwarte knoflook in de schijnwerpers. Het verspreidde zich onmiddellijk naar alle prestigieuze eetgelegenheden ter wereld en chef-koks gingen de strijd met elkaar aan om het gerecht met zwarte knoflook te maken dat het beste van allemaal zou zijn. Maar waar komt het eigenlijk vandaan? De geschiedenis van zwarte knoflook is onduidelijk en er zijn een paar verschillende hypotheses over waar het vandaan zou kunnen komen. In 2009 beweerde een knoflookboer in het Verenigd Koninkrijk dat hij zwarte knoflook had gemaakt volgens een 4000 jaar oud recept uit Korea. Meer hedendaagse verhalen plaatsen het begin van het fenomeen in het begin van de 20e eeuw[4].

Sommige families in Japan en Korea beweren dat hun voorouders al honderden jaren zwarte knoflook verbouwen en gebruiken, wat een andere theorie is. Het is waarschijnlijk dat al deze verklaringen voor de oorsprong van zwarte knoflook plausibel zijn, en dat zwarte knoflook in plaats daarvan gewoon meerdere keren onafhankelijk van elkaar „herontdekt" werd in de loop van de geschiedenis. In de Ayurveda is er een wijdverbreide misvatting dat knoflook en ui verboden zijn. De oorsprong van deze misvatting is onbekend. Wees niet bang en eet naar hartenlust en pluk de vruchten van de vele voordelen voor je gezondheid!

Er zijn twee belangrijke verhalen over de oorsprong van zwarte knoflook, een oud en een modern verhaal, die zo weinig van elkaar verschillen als menselijkerwijs mogelijk is. Je zult beide verhalen te horen krijgen en dan laten we jou kiezen welk verhaal volgens jou het meest waarschijnlijk waar is.

Mark Botwright

Een Britse boer met de naam Mark Botwright wilde graag weten hoe hij de 900.000 bollen knoflook die hij verbouwde kon bewaren om ze het hele jaar door te kunnen gebruiken. Plotseling stuit hij op een oud Koreaans recept voor zwarte knoflook dat 4000 jaar oud is. Als onderdeel van dit proces moeten de bollen meer dan een maand worden blootgesteld aan „hitte en vocht". Hij past het proces toe op zijn bollen en „Voila", hij vindt zwarte knoflook en is meteen gecharmeerd van de zijdezachte, zoete smaak van de knoflook. Hij werkt vervolgens aan het verfijnen van zijn methode en houdt zijn ontdekking een goed bewaard geheim. Hij gaat zelfs zo ver dat hij de oorspronkelijke, eeuwenoude bron van zijn vondst niet onthult.

Scott Kim

In 2004 bouwt en patenteert de Koreaanse uitvinder Scott Kim een machine die zwarte knoflook kan produceren. Zijn „machine bewaart de bollen drie weken, waarin de gecontroleerde hitte en vochtigheid de natuurlijke suikers eruit trekken en de teentjes zwart maken". De bollen blijven nog een week op het koelrek liggen voordat ze worden verpakt. In 2008 begon zijn bedrijf, Black Garlic Inc, de bollen op grote schaal te produceren en op de markt te brengen. Op hetzelfde moment dat de mysterieuze zwarte knoflook, die net het label „supervoedsel" had gekregen, zijn weg over de hele wereld vond, deden er ook veel hypotheses de ronde over het ontstaan ervan. Kim bleef standvastig in zijn bewering en zei: „In tegenstelling tot wat men jullie misschien heeft laten geloven, is zwarte knoflook geen oude Koreaanse keuken... Ik ben de uitvinder ervan en mijn exclusieve techniek wordt beschermd door drie patenten."

Je bent nu bekend met de twee primaire hypotheses, maar dit is nog maar het begin van de fascinerende complexiteit die voor je ligt. Er zijn nog meer verhalen die minder bekend zijn en die beweren dat het een paar eeuwen geleden in Japan is ontstaan. In weer een ander verhaal beweert een Koreaanse familie in Toronto dat ze al meer dan een eeuw zwarte knoflook fermenteren in potten van klei. De familie beweert dat ze dit al generaties lang doen. [5] Dat het echt lekker is, is geen mysterie, ondanks het feit dat niemand erin geslaagd is de waarheid hierover te achterhalen (of, als dat wel zo is, aarzelen ze om het te vertellen).

Het culturele begin van zwarte knoflook

Daarnaast heeft zwarte knoflook een groot cultureel gewicht en belang. Veel mensen geloven dat Korea het land was dat verantwoordelijk was voor de eerste verspreiding, ook al liggen de wortels op het Aziatische continent. De Koreanen beschouwden zwarte knoflook als een effectief gezondheidsmiddel en ze gebruikten het om een breed scala aan aandoeningen te genezen, naast het gebruik om hun fysieke kracht en vitaliteit te verbeteren. Na verloop van tijd groeide de reputatie van zwarte knoflook en verscheen het op markten over de hele wereld, waaronder China, Vietnam en Thailand. De oude methode om zwarte knoflook te bereiden bestond erin de knoflookteentjes in aardewerken of keramische potten te doen, de deksels te sluiten en ze maandenlang op een koude, droge plaats te bewaren. Hierdoor kon de knoflook uit zichzelf fermenteren. Er zijn een aantal culturele overtuigingen verbonden aan zwarte knoflook. In Korea geloofde men dat het geven van de traditionele zes teentjes zwarte knoflook aan vrouwen hen bovennatuurlijke krachten en zelfs onsterfelijkheid zou geven. Aan de andere kant geloofde men in de Taoïstische mythologie die in sommige gemeenschappen in Vietnam en Thailand werd beoefend, dat het proces om het DNA van een Taoïst te veranderen het gebruik van zes teentjes knoflook vereiste. Dit idee werd door bepaalde groepen in stand gehouden. Door hun vitale kracht te concentreren en te versterken, geloofde men dat dit hen onsterfelijkheid zou bieden.

Daarom is zwarte knoflook door de geschiedenis en beschaving heen beschouwd als een supervoedsel, omdat het een aantal eigenschappen en voordelen zou bevatten die goed zijn voor de gezondheid. En die bewering lijkt zelfs vandaag de dag nog gerechtvaardigd te zijn, aangezien een groeiend aantal onderzoeken en studies suggereert dat zwarte knoflook in feite een supervoedsel is[5].

Productie van zwarte knoflook - De Maillardreactie of fermentatie

Fermentatie wordt vaak gebruikt om het proces te beschrijven waarmee zwarte knoflook wordt geproduceerd; er vindt echter geen echte fermentatie plaats tijdens de productie van zwarte knoflook.

Wat is fermentatie?

Micro-organismen zoals bacteriën of gisten zijn verantwoordelijk voor de transformatie van de ene stof in de andere tijdens het fermentatieproces. De enzymen die normaal gesproken scherp zijn in witte knoflook worden afgebroken tijdens het verouderingsproces dat zwarte knoflook oplevert en dat plaatsvindt in een warme en vochtige omgeving. In tegenstelling tot de meer directe Maillard reacties, zoals het roosteren van een marshmallow, duurt de afbraak van de knoflook een lange periode, precies zoals veel gefermenteerde processen. Dit onderscheidt het van die processen.

Maillardreactie

Een chemisch proces dat bekend staat als de Maillardreactie is verantwoordelijk voor de transformatie van rauwe knoflook in zijn karakteristieke donkere kleur. De vraag is nu, wat is de Maillardreactie precies? In de wereld van de chemie verwijst de term „Maillardreactie" naar de chemische reactie die plaatsvindt tussen aminozuren en suikers in aanwezigheid van warmte. Door dit proces wordt voedsel bruin en krijgt het een nieuwe smaak, kleur en aroma. Suiker is een andere stof die vaak voorkomt in voedingsmiddelen, net als aminozuren, een soort eiwitten. Tijdens de Maillardreactie worden de aminozuren en suikers in het voedsel zodanig gereorganiseerd dat ze licht op een specifieke manier reflecteren. Dit geeft de maaltijd zijn karakteristieke bruine kleur en textuur. De Maillardreactie geeft het voedsel niet alleen zijn karakteristieke bruine kleur, maar geeft het tegelijkertijd ook smaak en geur. Wanneer je voedsel bakt, roostert of op een andere manier bereidt op een manier die warmte genereert, vindt de Maillardreactie plaats, die resulteert in de vorming van talloze moleculen die het eindproduct zijn kenmerkende geur geven. De Maillardreactie is niet iets dat slechts in een paar voedingsmiddelen plaatsvindt als ze worden gekookt; het gebeurt in bijna alle voedingsmiddelen als ze worden gekookt. Zelfs als de smaak en geur van het ene voedingsmiddel anders zijn dan die van het andere, kan de kleur hetzelfde zijn. Warmte, vocht en tijd zijn de drie essentiële vereisten om een Maillardreactie te laten plaatsvinden. De Maillardreactie vindt plaats bij de productie van zwarte knoflook omdat het gebeurt bij een licht hoge temperatuur, met vocht en gedurende een lange periode. Als gevolg daarvan kan zwarte knoflook niet worden geproduceerd zonder het Maillard proces, en dus zouden de voedingsmiddelen die we vandaag met plezier eten hun kenmerkende smaak en geur missen als de Maillard reactie niet zou plaatsvinden[6].

Wat is het precies?

Na wat studie over het onderwerp ben ik tot de conclusie gekomen dat de Maillard-reactie, de primaire chemische reactie die in dit scenario plaatsvindt, verantwoordelijk is voor het bruin worden van de zwarte knoflook. Ik weet niet zeker of het ook beschreven kan worden als een proces van fermentatie op hetzelfde moment.

Het komt waarschijnlijk neer op de vraag of er micro-organismen betrokken zijn bij het afbraakproces. De temperaturen die nodig zijn om zwarte knoflook te maken zijn naar verluidt hoog voor een echt fermentatieproces, volgens een andere theorie die ik ben tegengekomen. Het is mogelijk dat we getuige zijn van een enzymatische afbraak die tegelijkertijd met het Maillard proces plaatsvindt. Op zijn minst lijkt het proces redelijk op een fermentatie; toch is het waarschijnlijk helemaal geen fermentatie.

Hoofdstuk 3.

Opmerkelijke voordelen voor de gezondheid van zwarte knoflook

De gezondheidsvoordelen van zwarte knoflook zijn talrijk en overtreffen misschien zelfs de voordelen van rauwe knoflook. In dit hoofdstuk bekijken we enkele mogelijke gezondheidsvoordelen van zwarte knoflook. Zwarte knoflook is een onschadelijk voedingsmiddel dat op dezelfde manier gebruikt kan worden als verse knoflook; desondanks heeft de FDA geen goedkeuring gegeven voor het gebruik ervan op medisch gebied, en er is een algemeen gebrek aan betrouwbare klinische studies. Raadpleeg je huisarts voordat je begint met het supplementeren van zwarte knoflook. Er is geen bewijs van klinische studies om het gebruik van zwarte knoflook te ondersteunen bij de behandeling van een van de ziekten beschreven in deze sectie. Het volgende zijn de gegevens van eerder onderzoek dat werd uitgevoerd op dieren en celgebaseerde systemen, die richting zouden moeten geven aan toekomstige onderzoeksinspanningen. Het hieronder beschreven onderzoek moet echter

niet worden gezien als bewijs dat de gezondheidsvoordelen die worden geclaimd waar zijn.

Bevat meer antioxidanten

Door het fermentatieproces heeft zwarte knoflook
een veel hogere concentratie antioxidanten dan
rauwe knoflook. Dit is te wijten aan het feit dat wanneer zwarte knoflook fermenteert, de molecule die
bekend staat als allicine, die verantwoordelijk is voor
de sterke geur die vrijkomt wanneer knoflook wordt
geplet, wordt omgezet in antioxidantchemicaliën
zoals alkaloïden en flavonoïden. Allicine wordt
omgezet in een aantal verschillende chemische
stoffen tijdens het proces dat knoflook verandert in
zwarte knoflook[7].

Er zitten verschillende antioxidanten in zwarte knoflook:

- - Amadori en Heyns verbindingen: Dit zijn de
  chemische stoffen die ontstaan als gevolg van het
  Maillard proces. Sterke antioxidanten die bekend
  staan als Amadori/Heyns verbindingen kunnen
  gevonden worden in zwarte knoflook, die, in vergelijking met verse knoflook, 40 tot 100 keer meer
  van deze verbindingen bevat.

- • - 5-hydroxymethylfurfural: Dit is een ontstekings-remmende stof die ook functioneert als antioxidant. De naam komt van de chemische structuur. Omdat 5-HMF wordt geproduceerd tijdens het fermenta-tieproces bij hoge temperaturen, bevat zwarte knoflook een veel grotere concentratie van dit gezonde bestanddeel in vergelijking met witte kno-flook.

- • - Organische zwavelverbindingen: Diallylsulfide, diallyldisulfide, diallyltrisulfide en diallyltrisulfide.

- • - Pyruvaat: Het is een belangrijke chemische stof in zwarte knoflook die functioneert als antioxidant en ontstekingsremmer. Stikstofmonoxide en prostag-landine E2, die beide ontstekingen verlengen en verergeren, worden hierdoor beide verminderd.

- • - S-allylcysteïne
- • - Tetrahydro-β-carbolines
- • - N-fructosyl glutamaat
- • - N-fructosyl-arginine (NFA)
- • - Allixine
- • - Selenium
- • - N-alfa(1-deoxy-d-fructose-1-yl)
- •   L-arginine
- • - Flavonoïden, polyfenolen en andere alkaloïden

Daarnaast bevat zwarte knoflook stikstofoxide, waarvan onderzoek heeft aangetoond dat het krachtige antikanker- en antivirale effecten heeft. Daarnaast heeft het een ontstekingsremmende chemische stof die bekend staat als 2-linoleoyl-glycerol. Prostaglandine E2 en cytokinen, die belangrijk zijn bij het bevorderen en signaleren van de ontstekingsreactie, maken het proces van celdood langzamer en verergeren het, samen met zwelling en andere onaangename symptomen van een allergie, infectie of andere ziekte, tot lagere niveaus als gevolg.

Het werkingsmechanisme

Knoflook zit boordevol waterstof-zwavel donerende chemische stoffen, die essentieel zijn voor de ontwikkeling van zijn antioxiderende werking. Deze verbindingen zijn in extreem hoge concentraties te vinden in knoflook. Knoflook heeft een instabiel bestanddeel dat bekend staat als allicine. Dit bestanddeel kan worden omgezet in organische zwavelverbindingen, die niet alleen stabieler zijn, maar ook het vermogen hebben om waterstof en zwavel af te staan.

Verbindingen die waterstof en zwavel afstaan zijn zeer noodzakelijk voor antioxidante werking, omdat dit de Nfr-2 factor activeert. Wanneer Nfr-2 factoren zich binden aan antioxidant response elementen, zorgt dit ervoor dat er een aantal verschillende enzymen vrijkomen:

- - Heme oxygenase-1
- - Superoxide dismutase
- - Katalase
- - Quinon-oxidoreductase-1
- - Glutathion S-transferase

Al deze enzymen zijn essentieel omdat ze kunnen veranderen in effectieve antioxidanten, die potentieel schadelijke zuurstof- en stikstofatomen veranderen in staten waarin ze niet met elkaar kunnen combineren en grote schade kunnen veroorzaken aan cellen in het menselijk lichaam. Het antioxidatieve potentieel van zwarte knoflook kan voor een groot deel worden toegeschreven aan organische zwavelverbindingen die worden geproduceerd uit allicine. Antioxidanten zijn moleculen die helpen bij het beschermen van je cellen tegen oxidatieve schade, wat, als het niet wordt gecontroleerd, kan leiden tot een verscheidenheid aan kwalen. De meeste antioxidanten die mensen binnenkrijgen komen uit plantaardig voedsel, waaronder knoflook. Volgens de bevindingen van een onderzoek gepubliceerd in 2014, is het niveau van de totale antioxidant activiteit drastisch toegenomen in gerijpte zwarte knoflook. Volgens de bevindingen van hetzelfde onderzoek piekte het antioxidantenniveau van knoflook na 21 dagen fermentatie.

Reguleert de bloedsuikerspiegel

Mensen met diabetes en een hoge bloedsuiker-spiegel lopen een verhoogd risico op ernstige gezondheidsproblemen, waaronder nierschade, infecties en hartaandoeningen. In een onderzoek dat in 2019 werd uitgevoerd, werd een extract van zwarte knoflook aan ratten gegeven en de ratten kregen een dieet met veel vet en suiker. De ratten die werden behandeld met het extract van zwarte knoflook ver-toonden metabole verbeteringen zoals een verlaagd cholesterol, verminderde ontstekingen en regulering van de eetlust[8].

Een eerder onderzoek dat in 2009 werd uitgevoerd op diabetische ratten gaf aan dat de antioxiderende eigenschappen van zwarte knoflook zouden kunnen helpen waken tegen de problemen die vaak het gevolg zijn van een verhoogde bloedsuikerspiegel. In weer een ander experiment dat in 2019 werd uitgevoerd, gaven onderzoekers ratten een dieet met veel vet. Vergeleken met ratten die het niet aten, hadden ratten die wel zwarte knoflook binnenkregen veel lagere glucose- en insulinewaarden in hun bloed dan ratten die het wel aten.

Het is essentieel om in gedachten te houden dat sommige van deze bevindingen afkomstig zijn van onderzoek op dieren en dat er nog meer onderzoek nodig is naar de effectiviteit van zwarte knoflook op diabetes en bloedsuikerspiegel bij mensen.

Verlaagt de kans op hartaandoeningen

Verschillende onderzoeken toonden aan dat zwarte knoflook mensen met een licht verhoogd cholesterolgehalte hielp om een gezonder cholesterolgehalte te bereiken. In een menselijk onderzoek dat 12 weken duurde en placebo's gebruikte, kregen 30 deelnemers 6 gram zwarte knoflook voor elke maaltijd voor de duur van het onderzoek. Aan het einde van het onderzoeksproject bleek het HDL-cholesterolgehalte, ook bekend als „goed" cholesterol, te zijn gestegen in vergelijking met de placebogroep. Aan de andere kant was er een lichte daling in LDL, ook wel bekend als het „slechte" cholesterol.

Vanwege de hoge concentratie organische zwavel-verbindingen heeft zwarte knoflook ook het vermogen om de bloedvaten te ontspannen, wat resulteert in een verlaging van de bloeddruk. Patiënten met hoge bloeddruk namen elke dag twee of vier teentjes zwarte knoflook gedurende het onderzoek, dat twaalf weken duurde. Het resulteerde in een algehele ver-laging van hun bloeddruk met 11,8 mm Hg[9].

In nog een ander experiment met dieren ontdekten onderzoekers dat het geven van een vetrijk dieet aan ratten resulteerde in verhoogde niveaus van totale bloedvetten, triglyceriden en cholesterol. Zwart kno-flookextract hielp deze waarden te verlagen. De aanwezigheid van deze verhoogde waarden wijst vaak op een verhoogd risico op hart- en vaatziekten.

In een onderzoek kregen personen met coronaire hartziekten eenmaal daags 20 gram zwarte knofloo-kextract gedurende een periode van zes maanden. In vergelijking met degenen die een placebo innamen, hadden de personen die het extract innamen hogere niveaus van antioxidanten in hun lichaam en betere tekenen van hoe goed hun hart functioneerde.

Het is mogelijk dat het opnemen van zwarte knoflook in je dieet helpt om je cardiovasculaire gezondheid te behouden of te verbeteren; verder onderzoek bij mensen is echter nodig om de impact van zwarte knoflooksupplementen op het hart beter te begrijpen.

Er is niet genoeg bewijs om dit te ondersteunen

De volgende vermeende voordelen worden alleen gestaafd door een klein aantal klinische onderzoeken van slechte kwaliteit. Er is niet genoeg bewijs om het gebruik van zwarte knoflook te ondersteunen voor een van de doeleinden die hier worden aangegeven. Raadpleeg altijd een arts voordat je zwarte knoflook gebruikt en gebruik het in geen geval in plaats van iets dat je arts heeft aanbevolen of voorgeschreven.

Bestrijdt ontstekingen

In experimenten uitgevoerd op zowel mensen als dieren, werd aangetoond dat zwarte knoflook de effecten van bloedstolling, veroorzaakt door trombo-cytenaggregatie, vermindert. Een antioxidant genaamd 5-HMF, dat gevonden kan worden in zwarte knoflook, werd gebruikt in onderzoek op menselijke cellen en er werd waargenomen dat het de activering van de nucleaire factor kappa B (NF-B) remde. Deze molecule is verantwoordelijk voor het reguleren van de productie van cytokinen, die ervoor zorgen dat TNF-gestimuleerde cellen langer actief blijven.

Cellen die door TNF- gestimuleerd zijn, dragen bij aan de ontstekingsreactie, waardoor de bloedstroom, zwelling en het aantal afweercellen dat naar de locatie getrokken wordt, toeneemt. Bovendien werd het aantal eiwitten dat cellen met elkaar verbindt en bloedstolsels veroorzaakt verminderd. Het aantal cellen dat verantwoordelijk is voor ontstekingen en schade aan cellen werd ook verminderd[10].

In een test met macrofagen, immuuncellen, ont- dekten onderzoekers dat zwarte knoflook in staat was om de synthese van stikstofmonoxide, TNF- en prostaglandine E2 te verminderen. Het was in staat om dit te bereiken door het verlagen van de niveaus van een aantal verschillende eiwitten en enzymen, in het bijzonder NO synthase, TNF-, en cyclooxy- genase-2 eiwit.

In een studie met muizen ontdekten de onderzoekers dat wanneer de dieren 120 mg/kg zwarte knoflook kregen, hun bloedspiegels van de cytokines TNF- en IL-6 werden verlaagd. Om te bepalen of zwarte kno- flook een rol speelt bij het verminderen van ontste- kingen bij mensen, zijn grotere en rigoureuzere klinische tests nodig. Voorlopig kunnen we alleen maar zeggen dat het geen kwaad kan om zwarte knoflook op te nemen in een verder gezond dieet.

Biedt verdediging tegen allergieën

Antilichamen genaamd immunoglobuline E (IgE) en mestcellen worden in verband gebracht met de ontwikkeling van allergieën. Beide factoren dragen bij aan de bevordering van chronische ontstekingen. Meer specifiek wordt een type I allergische reactie geïnitieerd wanneer de IgE-receptor, die zich op het oppervlak van het apicale membraan van immuuncellen bevindt, wordt geactiveerd.

Een vermindering van de niveaus van ontstekingsenzymen (-hexosaminidase en TNF-) werd waargenomen in een celexperiment waarbij zwarte knoflook werd toegediend in een concentratie van 2 mg/ml. Hierdoor werd een allergische reactie vermeden. In een andere celstudie remde het gebruik van zwarte knoflook in een concentratie van 50 g/mL belangrijke allergiebevorderende moleculen (prostaglandine E2, leukotrieen B4 en cyclo-oxygenase-2) en verhinderde signalering (fosforylering van Syk, fosfolipase A2 en 5-lipoxygenase) die kan leiden tot de aanval van cellen door cellen van het immuunsysteem, bekend als macrofagen.

Muizen die zwarte knoflook kregen, hadden een verminderde allergische reactie die op hun huid zichtbaar was. Onderzoek op dieren en cellen suggereert dat zwarte knoflook in staat zou kunnen zijn om de markers van allergieën te verminderen en allergische reacties te voorkomen; er zijn op dit moment echter geen studies op mensen uitgevoerd[11].

Keert leverschade om

Er zijn aanwijzingen dat zwarte knoflook de lever kan helpen beschermen tegen de schade die kan worden veroorzaakt door de voortdurende blootstelling van de lever aan gifstoffen, drugs, alcohol en infecties. Volgens onderzoek uitgevoerd op ratten, is aangetoond dat zwarte knoflook een preventief effect heeft in het geval van een leverbeschadiging, waardoor toekomstige leverschade wordt voorkomen.

Daarnaast zijn er aanwijzingen dat zwarte knoflook gunstig kan zijn bij de behandeling van chronische ziekten. Een onderzoek bij dieren gaf bijvoorbeeld aan dat zwarte knoflook de leverfunctie verbeterde bij aanhoudende leverschade door alcohol. Dit was waarschijnlijk te danken aan de antioxidantwerking van zwarte knoflook. In weer een ander experiment kregen ratten met beschadigde levers oude zwarte knoflook, waarvan werd aangetoond dat het de niveaus van ALT en AST verlaagde, twee stoffen in het bloed die verhoogd zijn bij leverschade.

Door het hogere niveau van een chemische stof die bekend staat als CYP2E1 in zwarte knoflook, werden de gebruikelijke activiteit en stofwisselingssnelheid van de lever ook verhoogd. Bovendien was de zwarte knoflook in staat om de hoeveelheid vette leverafzettingen te verminderen en een gezond evenwicht te herstellen in de diameter van de levercellen[12].

Helpt het gewicht te beheersen

Volgens onderzoek kan zwarte knoflook het lichaamsgewicht, het aantal adipocytenweefsels en de hoeveelheid vet in de maag aanzienlijk verminderen.

Dus hoe kan zwarte knoflook precies die extra kilo's tegengaan? Wetenschappers denken dat het vetcellen elimineert door de ontwikkeling van nieuwe vetcellen te stoppen. Hierdoor wordt het proces vertraagd waarbij geconcentreerde vetten worden omgezet in vetcellen. Vervolgens worden ze afgebroken en omgezet in energie, wat betekent dat je minder snel aankomt nadat je ze in je dieet hebt opgenomen.

Uit een onderzoek op ratten bleek dat zwarte knoflook het lichaamsgewicht aanzienlijk verminderde, evenals het buikvet en de hoeveelheid vetcellen (adipocyten). Bovendien werden de niveaus van triglyceriden en LDL (het „slechte" cholesterol) verlaagd, terwijl de niveaus van HDL (het „goede" cholesterol) werden verhoogd.

Verhoogt de weerstand tegen infecties

De ontstekingsremmende eigenschappen van antioxidanten in zwarte knoflook maken het een nuttig voedingsmiddel om het immuunsysteem te stimuleren. Antioxidanten gaan de strijd aan met vrije radicalen en beschermen tegen oxidatieve stress die schade kan toebrengen aan cellen. Als je immuunsysteem sterk is, zal het je lichaam efficiënter kunnen verdedigen tegen schadelijke ziektekiemen en aandoeningen[13].

Remt de groei van kankercellen

Volgens onderzoeksresultaten kan zwarte knoflook effectief zijn in het remmen van de groei van kankercellen. In een onderzoek dat werd uitgevoerd in reageerbuizen met het bloed van 21 deelnemers, werd aangetoond dat zwart knoflookextract hogere niveaus van immuunstimulerende, antioxiderende en antikankereffecten heeft dan rauw knoflookextract. Binnen drie dagen stelden de onderzoekers vast dat de zwarte knoflookextractoplossing giftig was voor kankercellen van de long, borst, maag en lever.

Onderzoekers bestuderen de mogelijkheid dat sommige van de actieve chemische stoffen in zwarte knoflook de groei van kankercellen kunnen remmen. Dit is een relatief voorlopige studie die alleen is uitgevoerd op cellen; er kunnen dus geen specifieke conclusies uit worden getrokken over de invloed die zwarte knoflook heeft op kanker bij echte dieren of mensen. Een groot aantal chemische stoffen vertoont „anti-kanker" effecten in cellen, maar deze effecten zijn niet zichtbaar in levende systemen.

Directe blootstelling aan zwarte knoflook remt de productie van kankerverwekkende signaalmoleculen bekend als JNK en p38MAPK in sommige kankercellen. Deze moleculen spelen een belangrijke rol in de ontwikkeling van kanker. Kankercellen zoals de A549 longkankercel, de HepG2 leverkankercel en de MCF-7 borstkankercel zijn hier enkele voorbeelden van. Er wordt op dit moment onderzoek gedaan naar zwarte knoflook en de actieve chemische stoffen die het bevat op de volgende gebieden[14]

*   - Leukemie
*   - Maagkanker
*   - Darmkanker
*   - Baarmoederkanker

Volgens de bevindingen van één onderzoek kan het helpen bij het remmen van de ontwikkeling van kankercellen in de dikke darm. Samenstellingen die gevonden worden in oude zwarte knoflook hebben het vermogen om de productie van schadelijke vrije radicalen in het lichaam tegen te gaan. Deze eigenschap helpt de proliferatie van kankercellen in het lichaam te beperken en kan ook helpen voorkomen dat kanker zich verspreidt naar andere delen van het lichaam. Op dit moment zijn er nog niet voldoende gegevens om het gebruik van zwarte knoflook bij de preventie of behandeling van kanker te ondersteunen; niettemin wordt er voortdurend celonderzoek uitgevoerd.

Maagzweer en kanker

Patiënten die lijden aan maagkanker kunnen celdood ervaren in de aanwezigheid van grote hoeveelheden zwarte knoflook.

In een onderzoek werd ontdekt dat een kankerbehandeling met zwarte knoflook de groei van maagtumoren bij muizen vermindert. Bovendien stimuleert het de synthese van twee essentiële enzymen, die beide bescherming bieden tegen oxidatieve schade veroorzaakt door kwaadaardige cellen[15].

Vermindert geheugenverlies

Er zijn aanwijzingen dat zwarte knoflook kan helpen ontstekingen te verminderen, die na verloop van tijd geheugenverlies en een afname van de hersenfunctie kunnen veroorzaken. Wetenschappers denken dat de opbouw van een eiwitmolecuul bekend als bèta amyloïde de hoofdoorzaak is van ontstekingen in de hersenen, wat op zijn beurt de kans op het ontwikkelen van de ziekte van Alzheimer verhoogt.

Volgens de bevindingen van een onderzoek uitgevoerd op ratten, heeft zwarte knoflook het potentieel om hersenontsteking veroorzaakt door bèta amyloïde te verminderen en zelfs het kortetermijngeheugen te verbeteren. In een ander onderzoek onderwierpen de onderzoekers de hersenen van ratten aan oxidatieve stress. Door de ratten een extract van zwarte knoflook toe te dienen, konden de wetenschappers voorkomen dat oxidatieve stress leidde tot geheugenverlies. De antioxidant 5-HMF in zwarte knoflook is verantwoordelijk voor het deactiveren van de eiwitketen die bekend staat als de nucleaire factor kappa B. Als deze eiwitketen boven zijn normale niveau wordt geactiveerd, kan dit leiden tot ontstekingsziekten, auto-immuunziekten en zelfs kwaadaardigheid. Zwarte knoflook kan het risico op verschillende ziekten minimaliseren, omdat het de keten remt die ze veroorzaakt.

Bovendien is de eiwitketen verantwoordelijk voor de afscheiding van cytokinen, eiwitten die immuunreacties reguleren en het potentieel hebben om pijn te verhogen en hersenontsteking te initiëren. Cytokinen zijn ook betrokken bij aandoeningen zoals astma, atherosclerose en artritis. Door de werking van de nucleaire factor kappa B te remmen, kan zwarte knoflook de cytokineactiviteit onderdrukken.

Volgens de bevindingen van een onderzoek dat werd uitgevoerd op macrofagen, een soort immuuncellen, kan zwarte knoflook ontstekingen verminderen door de productie van stikstofmonoxide (NO) en cellen die verantwoordelijk zijn voor het veroorzaken van ontstekingen te verlagen. Bovendien remt het de activiteit van eiwitten en enzymen die nodig zijn voor de productie van stikstofmonoxide en ontstekingscellen. Dit resulteert op zijn beurt in minder macrofagen, die een primaire bijdrage leveren aan de weefselschade die gepaard gaat met aanhoudende ontstekingen[16].

MSG en de Hersencellen

Je bent ongetwijfeld bekend met de specerij MSG (mononatriumglutamaat). In de hersencellen van ratten veroorzaakte mononatriumglutamaat (MSG) schade aan de Purkinjecellen in de kleine hersenen en de hippocampus; de impact van MSG op mensen is echter onbekend. Zowel het cerebellum als de hippocampus zijn essentiële onderdelen van de hersenen vanwege hun respectieve rol in de regulatie van spiercoördinatie en het behoud van langetermijngeheugen. Extract van zwarte knoflook was in staat om de hoeveelheid schade die MSG veroor-

zaakte aan Purkinjecellen bij ratten te helpen verminderen[17].

De betekenis van dit onderzoek op ratten met zwarte
knoflook is onduidelijk, vooral vanwege de discussie
rond mononatriumglutamaat (MSG), waarvan in verschillende onderzoeken is aangetoond dat het helemaal geen negatieve effecten heeft. Het is noodzakelijk om tests op mensen uit te voeren.

Hoofdstuk 4.

De productie van zwarte knoflook

Thuis je eigen zwarte knoflook maken is een eenvoudig proces dat resulteert in een heerlijk speciaal ingrediënt. In dit hoofdstuk loop ik met je door het proces om thuis zwarte knoflook te maken met behulp van een Instant Pot, slow cooker, rijstkoker of voedselfermenter[4], en geef ik een aantal suggesties voor wat je kunt doen met de gefermenteerde knoflook die je thuis maakt. De volgende items zijn nodig om thuis zwarte knoflook te maken:

*   - Verse knoflookkoppen (heel)
*   - Plastic folie
*   - Aluminiumfolie
*   - Een rijstkoker, instant pot, slow cooker, voed selfermenter of rijskast
*   - Een plek in huis die afgesloten kan worden, zoals een garage of een overdekte buiten ruimte.

- • - Geduld. De duur van deze procedure kan variëren van drie weken tot twee maanden omdat het geen snelle procedure is.

De knoflookbereidingsruimte inrichten

Een goed geventileerde plek buiten (die beschermd is tegen het weer), een garage of een aparte kamer die afgesloten kan worden van de rest van het huis zijn allemaal goede opties voor het plaatsen van je Instant Pot, slow cooker, rijstkoker of voedselfermenter.

Waarom? De geur van knoflook is vrij penetrant, vooral in het begin van het bereidingsproces, en blijft minstens een week hangen, zo niet langer. Als je echt gevoelig bent voor sterke geuren, is het aan te raden om je apparatuur buiten op te stellen of in een garage met voldoende ventilatie.

De bereiding van zwarte knoflook is vrij eenvoudig; het enige dat nodig is, is wat tijd en doorzettingsvermogen. Omdat het zo'n tijdrovende procedure is, raad ik je sterk aan om een grote hoeveelheid te maken. Zo heb je genoeg voor jezelf en/of geef je het cadeau aan al je culinaire vrienden en familie.

Zwarte knoflook maken in een Instant Pot

- 1. Wikkel elke verse bol knoflook afzonderlijk in plasticfolie.

- 2. Bedek de bollen daarna in aluminiumfolie met twee aparte lagen.

- 3. Breng de knoflook omhoog zodat deze de bodem van de Instant Pot niet raakt door een rekje in het apparaat te plaatsen.

- 4. Plaats de in folie gewikkelde knoflooktenen in de Instant Pot en dek deze af met het deksel.

- 5. Zet de temperatuurinstelling op „warm".

- 6. Controleer voordat je begint of de kookwekker op de maximale tijd is ingesteld (99:59, wat staat voor 99 uur en 59 minuten). Omdat de Instant Pot na elke 4 dagen uitschakelt, moet je eraan denken om hem elke keer als de klok afloopt weer op de warme stand te zetten.

- 7. Kijk op de kalender en markeer een datum die over drie weken aanbreekt. Wanneer je die datum bereikt hebt, moet je beginnen met het inspecteren van de knoflookkoppen.

Hoe controleer je het proces?

- - Na ongeveer een maand of op zijn minst drie weken, moet je beginnen met het controleren van de voortgang van de knoflook door dezelfde bol te gebruiken als je „officiële tester".

- - Verwijder de verpakking en haal een knoflook teen eruit. Haal het dun eraf om de situatie te evalueren.

- - Wikkel de bol opnieuw in en plaats het terug in de Instant Pot voor een extra week als het nog geen donkerdere karamelkleur heeft gekregen en nog steeds stevig is.

- - Blijf de knoflook eenmaal per week onderzoe ken; het kan drie tot vijf weken duren tot je donkere zwarte knoflook hebt die zacht en kle verig aanvoelt.

Zwarte knoflook maken in een slowcooker of rijstkoker

De methode voor het bereiden in een slowcooker of zelfs een rijstkoker is identiek aan die voor het bereiden in een Instant Pot. De bollen knoflook moeten afzonderlijk in plasticfolie worden gewikkeld en vervolgens in twee lagen folie. Vervolgens moet er een rek op de bodem van de pan worden geplaatst om te voorkomen dat de knoflook direct op de bodem ligt en moet de temperatuur worden ingesteld op „warm".

Na ongeveer drie weken moet je de knoflook gaan testen om te zien of hij klaar is. Als het na drie weken nog niet zwart en zacht is, wikkel het dan opnieuw in en geef het nog een week. Knoflook kan „gaar" zijn, zelfs nadat het helemaal zwart is geworden. Omdat de allium water verliest tijdens het fermenteren, worden de smaken geconcentreerder naarmate het proces vordert.

Voordelen: Het zijn populaire apparaten en velen van ons hebben ze al in huis. Daarom is het niet nodig om een nieuw apparaat aan te schaffen, wat zowel geld kost als ruimte inneemt in je huis.

Nadelen: Tijdens het proces hebben ze de neiging om meer stroom te verbruiken, waardoor ze na verloop van tijd minder rendabel worden. Dit is vooral waar als je in een regio woont waar elektriciteit duur is. Omdat je slowcooker of rijstkoker langere tijd in gebruik is, kun je hem in die tijd niet voor andere gerechten gebruiken.

Voordat je investeert in iets anders, kan het verstandig zijn om eerst te proberen zwarte knoflook te maken in een slowcooker of rijstkoker, als je al een van deze apparaten bezit, om de techniek uit te testen en zwarte knoflook op een zeer zeldzame basis te maken.

Zwarte knoflook maken in een voedselfermenter

Wil je de fermentatietijd met een paar weken versnellen? Probeer dan eens een fermenter. Dit apparaat kan de tijd die nodig is om dit zwarte goud te produceren halveren. Deze apparaten zijn een beetje duur, maar je kunt er van alles mee maken, van yoghurt tot zoete rijst, met slechts één apparaat.

Nu het gebruik van zwarte knoflook steeds populairder wordt, zijn steeds meer mensen op zoek naar methodes die niet alleen eenvoudig, maar ook risicovrij en voordelig zijn. Het is dan ook geen verrassing dat verschillende soorten „fermentoren" voor zwarte knoflook ook hun weg hebben gevonden naar de winkelschappen.

Zwarte knoflook fermentoren zijn kleine keukenapparaten die eruit zien als rijstkokers, maar hun primaire functie is om de snelle en eenvoudige productie van zwarte knoflook thuis te vergemakkelijken.

Voordelen: Ze hebben ook de neiging om tegen relatief lage kosten te werken. De fermentor voor zwarte knoflook verbruikt naar schatting 2,16 kW per dag, wat geen vreselijke hoeveelheid stroom is als je bedenkt dat het tegelijkertijd 20-30 knoflookkoppen kan produceren.

Nadelen: Dit keukenapparaat is niet echt bedoeld voor iets anders dan het veranderen van gewone knoflook in zwarte knoflook, want dat is het enige doel. Als je niet regelmatig zwarte knoflook bereidt, kan de aankoop en opslag ervan geldverspilling en onnodige ruimte zijn.

Zwarte knoflook maken in een rijskast

Een rijskast is een speciaal soort kleine kamer die een bepaalde temperatuur en vochtigheidsgraad voor langere tijd kan handhaven. Hun nut is niet beperkt tot het gist gistingsproces dat plaatsvindt in brooddeeg. Bovendien zijn rijskasten uitstekend voor het handhaven van de juiste temperaturen voor verschillende soorten fermentatie. Ze zijn perfect om thuis je eigen yoghurt of zuurkool te maken. Een rijskast kan zelfs worden gebruikt om chocolade te tempereren of als een slowcooker waarmee je op een exacte temperatuur kunt koken. Beide toepassingen zijn mogelijk dankzij de temperatuurregeling van de rijskast.

Het feit dat je je eigen roestvrijstalen pannen erin kunt gebruiken, maakt het gebruik als slowcooker een fantastische optie. De traditionele pan in slowcookers is gemaakt van roestvrij staal omdat het duurzamer is dan keramiek en niet dezelfde toxiciteitsproblemen heeft als keramisch glazuur.

Het feit dat een rijskast maar een klein beetje stroom nodig heeft om een constante temperatuur te behouden, maakt het een uiterst kosteneffectief apparaat om te gebruiken.

Voordelen: Het werkt uitstekend om een constante temperatuur te handhaven. Daarnaast kan het worden opgevouwen tot een relatief klein formaat, waardoor het veel minder ruimte in beslag neemt als het niet in gebruik is.

Nadelen: De kosten van het apparaat zelf kunnen als een nadeel worden beschouwd. Het is mogelijk dat je eindigt met een duur apparaat dat het grootste deel van de tijd achterin je keuken staat als je geen brood of ander gefermenteerd voedsel maakt, het niet gebruikt om yoghurt te maken of chocolade te tempereren, enz.

Wat is de beste manier om zwarte knoflook te bewaren?

Omdat het proces om zwarte knoflook te maken eigenlijk een methode is om voedsel te bewaren, kan zwarte knoflook twee tot drie maanden op kamertemperatuur bewaard worden, of zelfs nog langer. Zwarte knoflook moet worden bewaard in een ruimte die koud, droog en donker is, zoals een voorraadkast. Je kunt het bewaren in glazen potten of zelfs in kleine bruine lunchzakjes. Je kunt het ook invriezen of koelen. In ongeschilde vorm kan het tot drie maanden bewaard worden in een luchtdichte verpakking. Om te voorkomen dat de knoflook droog en hard wordt, moet je ervoor zorgen dat de verpakking goed afgesloten is.

- - Koelkast: Je kunt de knoflookbollen intact in een luchtdichte bak of pot in de koelkast bewa ren, en dan de teentjes verwijderen en pellen als je ze nodig hebt. Op deze manier kun je het tot een half jaar bewaren.

- - Diepvries: Vries de knoflookteentjes afzonder lijk of de hele knoflookbol in om te bewaren. Je hoeft ze niet te scheiden. Je kunt ze tot een jaar in de vriezer bewaren als je ze eerst voorzichtig in plastic wikkelt en ze dan in de vriezer legt. Omdat het niet stolt als het bevroren is, kan het vrij snel nadat het uit de vriezer is gehaald worden gebruikt.

Hoe zit het met de veiligheid van het voedsel?

Is het mogelijk dat het thuis maken van zwarte knoflook risico's met zich meebrengt? Om de ontwikkeling van botulisme en andere vergiften te voorkomen, moet de temperatuur worden gecontroleerd en bewaakt, en moet de pH-waarde nauwkeurig zijn.

Over de bereiding van zwarte knoflook zegt voedselveiligheidsexpert Dr. Brian Nummer het volgende:

„De temperatuur tijdens „fermentatie" MOET op of boven 135 graden Fahrenheit (57 graden Celsius) zijn. Het risico om ziek te worden door het eten van bedorven voedsel neemt toe als deze temperatuurregeling niet wordt gehandhaafd. Bij temperaturen iets lager dan 57 graden Celsius (135 graden Fahrenheit) beginnen bacteriën die voedselziekte veroorzaken zich te vermenigvuldigen. Hieronder vallen Clostridium perfringens en Clostridium botulinum. Het toxine dat wordt aangemaakt door Clostridium botulinum is het meest dodelijke en krachtige toxine dat de mens kent. Daarom wordt het gebruik van een temperatuuropnemer sterk aangeraden. De fermentatie van zwarte knoflook is heel anders dan de fermentatie van klassieke groenten zoals zuurkool of augurken. Bij kamertemperatuur fermenteren de natuurlijke (biota) melkzuurbacteriën die aanwezig zijn in kool en komkommers snel de groentesuikers wanneer de groenten worden ondergedompeld in zoute pekel. Deze snelle fermentatie voorkomt dat ziekteverwekkers zoals Clostridium botulinum hun populaties uitbreiden. Zodra de pekel een zuurgraad pH van 4,6 of lager bereikt, is het niet langer mogelijk voor Clostridium botulinum om te groeien. De fermentatie van zwarte knoflook zou kunnen resulteren in een zure fermentatie, maar dit is niet gegarandeerd."

- 54 -

Als je Brian's zorgen deelt, moet je de temperatuur goed houden of dit doe-het-zelf proces waarschijnlijk vermijden en in plaats daarvan zwarte knoflook kopen van een gerenommeerde verkoper.

Hoofdstuk 5.

Veelgestelde vragen en individuele gezondheidsproblemen over het consumeren van zwarte knoflook

FAQs

Is zwarte knoflook beter dan witte?

Welke optie superieur is aan de andere hangt af van wat je wilt, en het is ook een kwestie van persoonlijke keuze. Het zijn twee heel verschillende dingen en afhankelijk van je voorkeuren zou je de een boven de ander kunnen verkiezen. Persoonlijk heb ik veel waardering voor beide en zou ik de ene boven de andere kiezen, afhankelijk van het specifieke recept dat ik wilde maken.

Er zijn momenten waarop je de sterke en scherpe smaak van rauwe knoflook wilt. Er zijn momenten waarop geroosterde knoflook de betere optie is. Op andere momenten kan de zoete en rijke smaak van zwarte knoflook het verloop van een gerecht compleet veranderen. In vergelijking met rauwe witte knoflook is zwarte knoflook eenvoudiger om alleen te consumeren. Dit is een van de vele voordelen van zwarte knoflook.

Als je op zoek bent naar de gezondheidsvoordelen van knoflook, maar het moeilijk vindt om er genoeg van te consumeren, is zwarte knoflook vrij aangenaam om alleen te consumeren en kan het je helpen je doelen te bereiken. Het bevat zelfs meer voedingsstoffen dan rauwe knoflook, en je zou kunnen ontdekken dat je het vaker wilt consumeren vanwege de aangename smaak[18].

Heeft het een beter voedingsprofiel dan witte knoflook?

Het consumeren van zwarte knoflook in plaats van rauwe witte knoflook kan extra gezondheidsvoordelen opleveren, naast het feit dat het handiger is om te consumeren. Hoewel beide vormen van knoflook allicine bevatten, bevat zwarte knoflook veel meer S-Ally-Cysteïne. Deze stof wordt gemakkelijk opgenomen door het lichaam en wordt verondersteld verantwoordelijk te zijn voor veel van de gezondheidsvoordelen van knoflook.

Volgens sommige bronnen heeft zwarte knoflook bijna twee keer zoveel antioxidanten als witte knoflook. Aan de andere kant gaf onderzoek aan dat het extract van zwarte knoflook minder ontstekingsremmend werkt dan witte knoflook.

Daarnaast kan het helpen bij het stabiliseren van de bloedsuikerspiegel, helpen bij de bescherming van het hart en mogelijk helpen bij het voorkomen van kanker. Er is enig bewijs dat zwarte knoflook ontstekingen kan verminderen en het kan ook helpen om je immuunsysteem te versterken. Sommige mensen geloven dat het zelfs kan helpen bij het afvallen.

Wat is de aanbevolen dagelijkse inname van zwarte knoflook?

Volgens sommige bronnen is de aanbevolen dosis voor algemene gezondheid en welzijn ongeveer 2 gram per dag tot iets meer dan 10 gram per dag. Het gewicht van een teentje zwarte knoflook varieert gemiddeld van één tot vijf gram. Daarom is het waarschijnlijk een redelijk doel om te streven naar één tot twee teentjes per dag.

De individuele problemen van het consumeren van zwarte knoflook

De vele vormen van knoflook hebben hun eigen unieke reeks mogelijke bijwerkingen. Bij consumptie in voedsel of drank kan zwarte knoflook de volgende problemen veroorzaken[19]:

* - Slechte adem

* - Een branderig gevoel in de mond of in de maag

* - Winderigheid, gasvorming, misselijkheid, een onaangename lichaamsgeur of diarree

* - Overmatige consumptie kan bloedingen veroorzaken

* - Ademhalingsproblemen

De volgende bijwerkingen zijn in verband gebracht met overmatig plaatselijk gebruik van zwarte knoflook:

* - Beschadiging van de huid die vergelijkbaar is met een brandwond

- • - Ernstige huidirritatie

Specifieke veiligheidsmaatregelen

- • - Zwangerschap en borstvoeding: Als je zwanger bent of borstvoeding geeft, moet je het gebruik van zwarte knoflook van tevoren bespreken met je zorgverlener. Als je zwanger bent, mag je zwarte knoflook niet gebruiken voor topische toepassingen omdat het ontstekingen kan veroorzaken.

- • - Voor kinderen: Knoflook kan veilig worden geconsumeerd door jongeren in zeer lage doses en voor slechts een korte periode. Het is niet veilig om grote doses te nemen en dit kan zelfs dodelijk zijn. Tot nu toe zijn er echter nog geen sterfgevallen bekend onder jongeren die knoflook in welke vorm dan ook hebben geconsumeerd. Het is geen goed idee om zwarte knoflook plaatselijk op de huid van je kind te smeren, omdat het schade kan veroorzaken die lijkt op brandwonden.

- - Bloedingen: Aangezien knoflook het risico op bloedingen kan verhogen, moet het vermeden worden door mensen die aandoeningen hebben waardoor ze overmatig bloeden, die bloedverdunners gebruiken of die herstellen van een operatie.

- - Diabetes: Een lagere bloedsuikerspiegel is mogelijk na het consumeren van zwarte knoflook. Van knoflook is aangetoond dat het de bloedsuikerspiegel verlaagt bij diabetici en in sommige gevallen is het zelfs in verband gebracht met diabetische coma. Als je diabetes hebt, moet je het innemen van zwarte knoflook eerst bespreken met je huisarts.

- - Maagklachten: Zwarte knoflook kan maag- en darmklachten veroorzaken; als je een geschiedenis hebt van maag- of spijsverteringsstoornissen, moet je het innemen van zwarte knoflook bespreken met je arts.

- - Verlaagde bloeddruk: Van knoflook is aangetoond dat het de bloeddruk verlaagt. Mensen met een hoge bloeddruk kunnen hier positief van profiteren. Mensen die al een lage bloeddruk hebben, zouden daarentegen een verlaging van de bloeddruk kunnen zien. Neem geen zwarte knoflook als je een geschiedenis van lage bloeddruk hebt.

Ernstige bijwerkingen

De consumptie van zwarte knoflook als voedsel wordt niet geassocieerd met ernstige bijwerkingen en wordt dus als veilig beschouwd. Een zeer ongebruikelijk geval van longontsteking is in verband gebracht met het gebruik van zwarte knoflook, volgens één onderzoek. Het was niet mogelijk om vast te stellen of het om vergiftiging of een immunologische reactie ging. Omdat er zo weinig substantiële klinische studies bij mensen zijn gedaan, is het onmogelijk om te speculeren over de impact die zwarte knoflook op de lange termijn zal hebben. Er is een grote behoefte aan verdere klinische tests.

Conclusie

Ook al ben je waarschijnlijk meer gewend aan het eten van rauwe knoflook, het toevoegen van zwarte knoflook aan je dieet kan een erg smakelijke toevoeging zijn. Zijn gelatineachtige textuur en ietwat zoete smaak passen goed bij een aantal verschillende voedingsmiddelen. Knoflook heeft de functies om de maag te verwarmen en energie te geven, voedsel te verteren en te reinigen, wat betekent dat het kan helpen om de verkoudheid die in de maag blijft hangen te verdrijven en kan helpen bij de spijsvertering. Maaltijden met een donkere kleur kunnen de nieren versterken en hun functie verbeteren. Volgens de Traditionele Chinese Geneeskunde (TCM)[20] zijn deze verantwoordelijk voor het aansturen en onderhouden van de fysiologische activiteiten van het hele lichaam.

Zwarte knoflook kan helpen bij het verlichten van een opgeblazen gevoel in de buik, het stoppen van diarree, het verminderen van zwellingen en het verdrijven van gifstoffen bij de behandeling van steenpuisten en zweren. Het kan ook helpen om de miltfunctie te stimuleren. Bovendien elimineert het parasitaire wormen die huidziekten veroorzaken. In feite is zwarte knoflook een supervoedsel met veel voedingsstoffen, probeer het eens!

- 63 -

Disclaimer: Over de inhoud van dit boek

Dit boek geeft informatie over zwarte knoflook voor educatie en vermaak. De auteur heeft redelijke inspanningen geleverd om de nauwkeurigheid van de gepresenteerde informatie te verzekeren; de auteur kan echter niet verantwoordelijk worden gehouden voor eventuele fouten of weglatingen. De informatie in dit boek is niet bedoeld als vervanging voor professioneel advies en mag niet worden beschouwd als medisch, voedingskundig of culinair advies.

De consumptie en het gebruik van zwarte knoflook en zijn derivaten moet gebeuren onder toezicht en raadpleging van gekwalificeerde professionals. Elk individu is uniek en kan verschillend reageren op bepaalde voedingsmiddelen. Lezers wordt geadviseerd om een arts, voedingsdeskundige of gekwalificeerde kok te raadplegen voordat ze belangrijke veranderingen aanbrengen in hun dieet of levensstijl, vooral als ze reeds bestaande medische aandoeningen hebben.

Als je meer boeken van de auteur wilt zien, scan dan deze QR-code

Verwijzingen

1. Tahir, Z., et al., *Comparative study of nutritional properties and antioxidant activity of raw and fermented (black) garlic.* International Journal of Food Properties, 2022. **25**(1): p. 116-127.

2. Ryu, J.H. and D. Kang, *Physicochemical properties, biological activity, health benefits, and general limitations of aged black garlic: A review.* Molecules, 2017. **22**(6): p. 919.

3. Lee, Y.-M., et al., *Antioxidant effect of garlic and aged black garlic in animal model of type 2 diabetes mellitus.* Nutrition research and practice, 2009. **3**(2): p. 156-161.

4. Kimura, S., et al., *Black garlic: A critical review of its production, bioactivity, and application.* Journal of Food and Drug Analysis, 2017. **25**(1): p. 62-70.

5. Toledano-Medina, M.A., et al., *Evolution of some physicochemical and antioxidant properties of black garlic whole bulbs and peeled cloves.* Food Chemistry, 2016. **199**: p. 135-139.

6. Hodge, J.E., *Dehydrated Foods, Chemistry of Browning Reactions in Model Systems.* Journal of Agricultural and Food Chemistry, 1953. **1**(15): p. 928-943.

7.   Lee, Y.-M., et al., *Antioxidant effect of garlic and aged black garlic in animal model of type 2 diabetes mellitus.* Nutr Res Pract, 2009. **3**(2): p. 156-161.

8.   Jung, E.-S., et al., *Reduction of blood lipid parameters by a 12-wk supplementation of aged black garlic: A randomized controlled trial.* Nutrition, 2014. **30**(9): p. 1034-1039.

9.   Jeong, Y.Y., et al., *Comparison of Anti-Oxidant and Anti-Inflammatory Effects between Fresh and Aged Black Garlic Extracts.* Molecules, 2016. **21**(4): p. 430.

10.   Ha, A.W., T. Ying, and W.K. Kim, *The effects of black garlic (Allium satvium) extracts on lipid metabolism in rats fed a high fat diet.* Nutr Res Pract, 2015. **9**(1): p. 30-36.

11.   Itoh, T., et al., *Inhibitory effect of xanthones isolated from the pericarp of Garcinia mangostana L. on rat basophilic leukemia RBL-2H3 cell degranulation.* Bioorganic & Medicinal Chemistry, 2008. **16**(8): p. 4500-4508.

12.   *Hepatoprotective Effect of Aged Black Garlic on Chronic Alcohol-Induced Liver Injury in Rats.* Journal of Medicinal Food, 2011. **14**(7-8): p. 732-738.

13.   Imai, J., et al., *Antioxidant and Radical Scavenging Effects of Aged Garlic Extract and its Constituents.* Planta Med, 1994. **60**(05): p. 417-420.

14.   Purev, U., M.J. Chung, and D.-H. Oh, *Individual differences on immunostimulatory activity of raw and black garlic extract in human primary immune cells.* Immunopharmacology and Immunotoxicology, 2012. **34**(4): p. 651-660.

15.   Dong, M., et al., *Aged black garlic extract inhibits Ht29 colon cancer cell growth via the PI3K/Akt signaling pathway.* Biomed Rep, 2014. **2**(2): p. 250-254.

16.   Farombi, E.O. and O.O. Onyema, *Monosodium glutamate-induced oxidative damage and genotoxicity in the rat: modulatory role of vitamin C, vitamin E and quercetin.* Human & Experimental Toxicology, 2006. **25**(5): p. 251-259.

17.   Hermawati, E., D.C.R. Sari, and G. Partadiredja, *The effects of black garlic ethanol extract on the spatial memory and estimated total number of pyramidal cells of the hippocampus of monosodium glutamate-exposed adolescent male Wistar rats.* Anatomical Science International, 2015. **90**(4): p. 275-286.

18.   Ahmed, T. and C.-K. Wang, *Black Garlic and Its Bioactive Compounds on Human Health Diseases: A Review.* Molecules, 2021. **26**(16): p. 5028.

19.   Ma, L., et al., *Effects of Anaerobic Fermentation on Black Garlic Extract by Lactobacillus: Changes in Flavor and Functional Components.* Frontiers in Nutrition, 2021. **8**.

20.	Kim, J., et al., *A comparative study on the antioxidative and anti-allergic activities of fresh and aged black garlic extracts*. International Journal of Food Science & Technology, 2012. **47**.

H.G. Zanders

Zwarte knoflook